BIBLIOTHÈQUE NATIONALE
RF
IMPRIMÉS

DÉP T GAL
Sar
189

AF709510

Te67
1

CURE RADICALE DES SPINA BIFIDA

AVEC LARGE BRÈCHE OSSEUSE PAR OSTÉOPLASTIE.

PAR

V. ROCHET (de Lyon)

Professeur agrégé à la Faculté de Médecine,
Chirurgien de l'Antiquaille.

OBSERVATION.

Spina-bifida. — Opération. — Guérison.

Marguerite X..., âgée de 3 ans 1/2, porte depuis sa naissance un spina bifida cervico-dorsal et entre dans le courant de 1892 dans le service de M. Aubert, chirurgien en chef des Chazeaux, pour s'y faire soigner de cette tumeur.

Le spina-bifida a le volume d'une petite orange ; il n'est pas pédiculé et s'étale au contraire par une large base ; il est très modérément tendu du reste : ce qui permet facilement une exploration profonde.

La peau est épaisse, comme infiltrée près du point culminant de la tumeur ; elle n'est pas ulcérée encore, mais à ce point culminant se voit déjà une croûte qui persiste depuis longtemps et qui ne guérit pas. Pas de production pileuse à la surface de la peau ; pas de dépression ombiliquée non plus.

La pression n'est pas douloureuse et ne détermine pas de phénomènes convulsifs ou paralytiques ; mais cependant, quand on l'accentue un peu, elle amène du malaise et une tendance à la lipothymie.

Si on explore la base de la tumeur, on voit que, sous elle, la colonne vertébrale présente de profondes modifications. Jusqu'aux limites supérieure et inférieure de la poche, la crête épineuse est normale et fait sa saillie ordinaire sous les téguments ; sous la tumeur même, cette crête manque complètement, et, en déprimant les parties molles à ce niveau avec les doigts, on sent qu'ils s'enfoncent dans une large gouttière qui admet aisément les pulpes de 2 doigts. L'arrêt de développement semble correspondre à l'absence des apophyses épineuses et de la partie postérieure des arcs des 1re et 2e dorsales.

On ne note rien de particulier du côté du cerveau ; les sutures sont fermées ; il n'y a pas trace d'hydrocéphalie ; cependant la région frontale est plus proéminente qu'à l'état normal.

Nulle part ailleurs d'autres vices de conformation.

Notre maître et ami, M. Aubert, avait déjà pensé à intervenir activement sur ce spina-bifida ; et, de fait, si la tumeur n'était pas encore ulcérée, elle devait arriver à l'être bientôt, soit par les frottements répétés des vêtements à ce niveau, soit par la pression du décubitus dorsal, soit surtout par le fait de la

Te 67 111

faible vitalité de pareils tissus. Or, on sait ce qu'adviennent les spina bifida ulcérés, surtout quand ils communiquent largement avec la cavité médullaire; l'ulcération produite, les chances d'infection deviennent considérables, et avec elles la méningite consécutive.

M. Aubert avait donc ponctionné la tumeur à l'entrée du malade (car la poche était, à l'inverse de ce que nous la vîmes plus tard, très tendue à cette époque) pour pouvoir l'explorer plus facilement, et, comme il l'avait trouvée largement communicante avec le canal médullaire, il avait différé un peu l'intervention, puis avait quitté le service quelque temps après, sans avoir eu le loisir de mettre la cure radicale à exécution. C'est alors que j'eus l'honneur de le remplacer; j'examinai soigneusement la petite malade, et, confiant dans l'antisepsie et les bonnes conditions du milieu opératoire, je décidai l'intervention (10 août 1892).

Opération. — Une incision verticale, de 10 centim. environ étant pratiquée sur la partie culminante de la poche, on chercha à disséquer de chaque côté deux petits lambeaux latéraux pour découvrir le sac; mais l'adhérence de ce dernier aux téguments était si intime (peut-être à cause de la ponction antérieure) que je fus obligé d'ouvrir, avec la peau, le sac lui-même. Le liquide, clair et très fluide, s'échappa aussitôt, et on vit de suite se dessiner à la face interne du sac, un grand nombre d'anses nerveuses, grêles, très déliées, à la façon des fils d'une toile d'araignée, partant de la moelle ou y rentrant et formant de la sorte une série de courbes à convexité postérieure. Au milieu d'elles, tranchait par son volume, un gros cordon grisâtre, atteignant les dimensions d'une petite plume d'oie, sortant du milieu même de la fissure osseuse et venant se perdre sur la face profonde de la partie culminante de la poche.

Le sac une fois ouvert et évacué, j'achevai de le séparer de la peau, et je le réséquai en totalité juste au niveau de son abouchement dans la fissure vertébrale que représentait un ovale très allongé, à grand axe vertical et mesurant 1 cent. et demi de hauteur environ. J'avais essayé de détacher le gros cordon de la face interne du sac; mais, doutant de l'utilité physiologique de ce cordon attenant seulement à la moelle par un bout et se fixant sur le sac par l'autre extrémité, je le coupai délibérément au niveau de son émergence de la fente vertébrale.

Restait la fissure osseuse. Primitivement j'avais eu l'intention de la traiter, comme vient de le faire tout récemment mon maître, M. Paul Berger, par une plaque osseuse empruntée à un squelette de lapin; mais, n'ayant rien de préparé à cet effet, je mis en œuvre le procédé déjà employé par Dollinger et Senenko et pas encore pratiqué en France, que je sache.

Je décrirai plus loin, en détails, la méthode opératoire; qu'il me suffise de dire pour l'instant qu'après avoir mis à nu la partie restante des arcs vertébraux correspondant à la brèche osseuse congénitale, je les fracturai de chaque côté, en dehors de cette fissure et près de leur base, et je les mobilisai progressivement, de telle façon que, n'étant plus retenus au reste de la colonne qu'au moyen de liens périostiques et tendineux, ils purent être approchés et affrontés chacun à chacun sur la ligne médiane. Ils furent du reste maintenus dans cette position par des sutures perdues et serrées, de manière à reconstituer une crête osseuse médiane, remplaçant la ligne épineuse interrompue et venant s'interposer entre les apophyses épineuses des vertèbres limitant en haut et en bas la bifidité de la colonne.

Le reste de l'opération ne présenta rien de spécial ; je fis la résection d'une partie des téguments devenus trop larges, et je réunis par des fils profonds et superficiels, les parties molles au-dessus de l'ostéoplastie.

Suites. — Le soir et les jours suivants, apyrexie complète ; pas de douleurs ; état général excellent. Tout se passa sans incident du reste, jusqu'au 8e jour. A ce moment, je songeai à enlever les fils de suture, celle-ci me paraissant suffisamment solide.

Mais, quelques jours après l'ablation de ces fils, je fus tout surpris, en palpant la région operée et qui me paraissait réunie par 1e intention, de voir se désunir ma ligne de suture à la partie inférieure de la plaie, et de l'orifice ainsi créé s'échapper un jet de liquide clair, limpide, constitué par le liquide céphalo-rachidien. C'était là du reste le seul accident ; il n'y avait pas trace d'infection de la plaie. Rien non plus du côté du système nerveux ; *sensibilité et motilité intactes sur tout le corps, malgré les sections des nerfs du sac.*

A partir de ce jour, se constitua une fistule qui donnait quotidiennement une quantité invraisemblable de liquide. Les pansements de la petite malade et même le matelas de son lit étaient très rapidement traversés par cet écoulement incessant.

Cet écoulement dura près de 15 jours, et je crus perdre mon opérée, car elle était tombée dans un état de torpeur profond, dormant tout le jour, refusant toute nourriture et même vomissant parfois, avec de petites poussées de température de temps à autre.

Enfin l'écoulement diminua peu à peu, finit par se tarir, et la fistule guérit ; mais elle ne fut fermée complètement que près de six semaines après l'opération. A partir de ce moment, l'état général de la petite malade s'améliora rapidement, et actuellement elle a recouvré sa gaîté et ses forces.

Si on examine aujourd'hui la région opérée, voici ce qu'on y observe :

1° Toute tumeur a disparu, et, à la place de l'ancienne poche, il ne reste que la cicatrice opératoire.

2° La brèche osseuse congénitale est comblée, et, en promenant les doigts sur la ligne médiane, on sent très bien un plan osseux résistant, continu et interposé entre les apophyses épineuses des vertèbres sus et sous-jacentes à l'ancienne lésion.

*
* *

Cette observation est intéressante à plusieurs points de vue et peut servir de prétexte à toute une série de remarques sur le traitement chirurgical de l'hydro-rachis, jadis abandonné à lui-même ou traité par de déplorables méthodes, les seules applicables évidemment à l'heure passée en raison des mauvaises conditions opératoires, mais tout à fait condamnables aujourd'hui.

Actuellement l'*excision complète de la poche* est la seule méthode à employer, quand il n'y a pas de contre-indication à intervenir. On peut du reste intervenir de bonne heure, et le fait de Walther, opérant avec plein succès un spina bifida 4 heures après la naissance (1), est bien fait pour montrer l'innocuité de l'opération, considérée en elle-même, et sans tenir compte bien entendu des cas mauvais essentiellement et même sans l'intervention. Du reste on ne se borne pas maintenant à exciser toujours purement et simplement la poche ; par derrière celle-ci il y a la brèche osseuse qu'il faut combler, quand elle est trop large; autrement on s'expose à des mécomptes et à des récidives. C'est dire qu'à côté des opérations qui enlèvent seulement la tumeur plus ou moins isolée du canal médullaire, il y a les opérations qui réparent la fissure vertébrale; c'est dire qu'à côté des *excisions sans ostéoplastie* il y a les *excisions avec ostéoplastie consécutive.*

Sans vouloir essayer en effet de catégoriser les principales formes des spina bifida, on peut d'abord établir de suite une distinction fondamentale entre les spina bifida à orifice de communication très étroit, difficilement perméable, et même oblitéré, et ceux qui sont plus ou moins largement sessiles, qui s'ouvrent par une brèche étendue dans le canal rachidien. Aux premiers, ordinairement dépourvus d'éléments nerveux dans leur intérieur, méningocèles presque pures, sont à la rigueur applicables des procédés simples (injections modificatrices, ligature du pédicule), et, en tous cas, soit avec ces procédés, soit avec la véritable résection de la poche, la guérison est en général facilement obtenue, la tumeur pouvant être considérée comme isolée de la cavité médullaire elle-même, condition dans laquelle la fermeture de l'étroit canal de communication est chose facile à réaliser.

S'il s'agit au contraire de la 2e catégorie, des spina bifida largement communiquants, il faut d'abord éliminer d'emblée toutes les méthodes, comme la ligature ou la section du pédicule sans ouverture du sac, même quand le pédicule est assez net pour permettre leur application, car elles sont aveugles et risquent de retrancher des éléments nerveux qu'il faudrait ménager, et parce qu'elles sont impuissantes à donner la guérison définitive, puisqu'après l'ablation de la tumeur, il restera toujours l'orifice de communication et par suite une voie d'échappement au contenu de la cavité médullaire.

(1) *Bulletins de la Soc. de Chirurgie*, 16 mai 1892.

La *reproduction de la tumeur au bout d'un temps* plus ou moins long, ou la *fistulisation définitive de la plaie*, avec ses inconvénients et ses dangers, telles sont en effet les complications presque inévitables à redouter à la suite des opérations incomplètes qui s'adressent à la poche seule et ne touchent pas à l'orifice de communication. Et malheureusement les méthodes rationnelles et vraiment chirurgicales, telle que l'ouverture large du sac, sa dissection soigneuse après vérification de son contenu, n'échappent pas aux reproches précédents et n'aboutissent pas plus sûrement que les autres à la guérison définitive. Ceci est vrai surtout pour les cas analogues aux nôtres et dans lesquels l'absence de 2 et 3 apophyses épineuses laisse le canal médullaire largement ouvert à l'extérieur.

Aussi quelques chirurgiens ont-ils déjà, avec plus ou moins de bonheur, cherché à oblitérer la fermeture vertébrale ; ce sont là des tentatives toute récentes, mais qui demandent à être imitées, et qui d'ailleurs n'ont pas été appliquées de la même façon.

Le premier de tous, Robert Hayes (1), en 1883, avait essayé de greffer au-dessus des sutures méningées, et après excision du sac, des lambeaux de périoste empruntés à un lapin. Mais la tumeur se reproduisit, réduite il est vrai de la moitié de son volume primitif, et le périoste ne donna pas de plaques osseuses appréciables.

En 1885, Mayo Robson renouvelle cette greffe périostique ; le périoste emprunté au frontal d'un lapin fut placé avec sa couche ostéogène sur les méninges fermées, suturé aux lames de chaque côté et aux vertèbres supérieures et inférieures.

Un an après l'enfant succomba ; malheureusement on ne fit pas l'autopsie, et l'observation n'offre plus en somme grand intérêt, puisqu'on ignore le résultat définitif.

Dollinger en 1886 procède de façon différente et crée vraiment une méthode nouvelle. Après excision d'un sac lombaire à large base, ce chirurgien constatant l'absence de l'apophyse épineuse de la 5e lombaire, fracture les arcs de cette vertèbre de chaque côté de la perte de substance, les rapproche autant que possible sur la ligne médiane et les suture l'un à l'autre. La guérison se fit, mais des détails plus complets manquent encore ici. Dans l'observation de Senenko au contraire (*Centralbl. f. Chir.*, 1889), qui, imitant la conduite de Dollinger, suture chacun à chacun 2 ponts osseux de 2 centim. de large environ, taillés aux dépens des arcs limitant la brèche osseuse, le résultat définitif est connu et des plus heureux. La tumeur ne se repro-

(1) C. B. Hanger (de Vannes). — *Traitement du spina bifida* Th. Paris, 1891, p. 86.

duisit pas et, au bout de 4 mois, la région opérée semblait parfaitement obturée par une masse osseuse uniforme. Ce qui fait en outre l'intérêt de l'observation de Senenko, c'est que l'excision du sac avait compris une partie de la queue de cheval et quelques rameaux des nerfs sacrés; malgré ce sacrifice, il n'y eut aucun phénomène de paraplégie.

Enfin, au mois de janvier 1892, M. P. Berger présentait à l'Académie de Médecine un cas des plus intéressants, ayant trait à un spina bifida lombaire chez une petite fille de 7 semaines, et dans lequel la perte de substance osseuse fut traitée par la greffe d'une plaque osseuse empruntée à l'omoplate d'un jeune lapin.

Si on analyse tous ces cas de cure radicale de spina-bifida par l'excision combinée ou non à des opérations ostéoplatiques, on voit qu'ils présentent dans leurs accidents, dans leurs complications, dans leur évolution en un mot, une série de traits communs intéressants à mettre en relief et à expliquer. Enfin les résultats éloignés doivent être soigneusement notés; car les observations, encore rares, surtout pour les cas accompagnés d'ostéoplastie, sont cependant déjà en nombre suffisant pour qu'on puisse juger de la valeur de la méthode radicale et poser presque des règles de thérapeutique chirurgicale.

A. — *Suites opératoires de l'excision des poches de spina-bifida, après ouverture et dissection du sac (avec ou sans ostéoplastie).*

I. — Un premier point à noter et des plus curieux, *c'est l'absence d'accidents appréciables à la suite de l'excision des rameaux nerveux, même volumineux, contenus dans l'intérieur du sac.* Bellanger (1) rapporte 11 observations dans lesquelles des filets nerveux de volume divers furent sectionnés pendant l'opération, sans qu'il en résultât de phénomènes paralytiques ou anesthésiques évidents. Et il fait justement remarquer que ces étranges résultats (déjà bien signalés par Terrier et Kirmisson entr'autres) ne sont pas l'exception, comme on l'a cru et comme on serait tenté de le croire *à priori*, mais correspondent au contraire à la majorité des cas. L'observation citée de Senenko, qui réséqua toute une portion de la queue de cheval et des nerfs sacrés, sans inconvénients apparents pour son malade, notre observation personnelle où le sac fut excisé y compris tous les petits filets nerveux qui le tapissaient, plus un gros cordon de

(1) *Loc. cit.*

l'épaisseur d'une petite plume d'oie allant se fixer au fond du sac (et ceci se passait non plus au niveau de la queue de cheval, mais à la région cervico-dorsale, c'est-à-dire dans une région médullaire où toute la valeur des éléments médullaires est intacte), ces 2 observations, dis-je, en sont des exemples frappants.

On a donné différentes explications de ce résultat en opposition apparente avec ce que l'on sait de la physiologie pathologique de la moelle. Il faut évidemment admettre que le sac d'un spina-bifida peut contenir des nerfs d'ordres bien différents :

1° Des nerfs véritables provenant de la moelle, s'en détachant et tapissant simplement le sac pour rentrer ensuite dans le canal médullaire, dans leurs connexions avec l'axe nerveux, de façon à aller ensuite constituer les plexus;

2° Des tubes nerveux vrais, partis encore de la moelle, mais pour ne plus y rentrer, et allant se fixer et se perdre dans les parois du sac;

3° Peut-être des éléments pseudo-médullaires, pouvant être volumineux, et constituer des gros cordons, mais inutiles au point de vue physiologique. En même temps que la malformation du canal osseux, il y aurait aussi malformation de la moelle proprement dite ; celle-ci plus ou moins bifide elle-même enverrait dans le sac des prolongements sans valeur et sans signification physiologique. Et d'ailleurs, comme le fait encore remarquer M. Bellanger, ne pourrait-on pas appliquer au spina bifida les idées que M. Berger a émises à propos des encéphalocèles ; certains spina bifida seraient, comme certaines encéphalocèles, de véritables néoplasmes, formés, non de véritable tissu nerveux, mais d'éléments rappelant vaguement ce tissu, et l'arrêt de développement osseux devient alors secondaire et consécutif à la végétation encéphalique ou médullaire.

Il y aurait donc un intérêt pratique considérable à connaître la valeur des nerfs contenus dans le sac. Malheureusement, même quand le sac est ouvert au cours de l'opération et qu'on a directement sous les yeux les éléments nerveux qui s'y rendent, il est impossible de savoir s'ils sont utiles ou constituent de simples prolongements aberrants sans importance; il est même impossible de se rendre compte de leur trajet exact, et de s'assurer qu'ils rentrent dans la moelle ou se terminent simplement dans la poche anormale.

Aussi ne peut-on qu'imiter la sage conduite des chirurgiens qui comme Périer, Rosenbach, Picqué, ont tenté de disséquer avec soin les filets nerveux à la face interne du sac, et de les refouler intacts dans le canal médullaire, avant d'exciser le sac lui même. Il ne faut.

en somme, jamais pratiquer de propos délibéré l'excision en bloc du sac et de ses éléments nerveux; mais si la séparation de ces derniers est impossible ou incomplète, on pourra se rassurer en se rappelant que, non pas *quelquefois*, mais *la plupart du temps*, ces éléments sont inutiles. C'est cette considération qui nous avait guidé dans notre intervention; nous n'avons pas eu à nous en repentir, et d'ailleurs le cordon que nous avons délibérément sacrifié paraissait se perdre définitivement sous le sommet de la poche.

II. — Un deuxième phénomène post-opératoire à mettre en relief et qui a attiré l'attention de tous les observateurs, c'est l'*écoulement du liquide céphalo-rachidien, qui fait en général échouer la réunion des parties molles, sur une plus ou moins grande étendue.* Cet écoulement se produit parfois immédiatement, mais le plus souvent 5, 6, 10 jours et même plus après l'intervention; tout ceci bien entendu en dehors de toute infection de la plaie qui puisse désunir la suture superficielle, et malgré l'apyrexie la plus complète. Voici ce qui arrive ordinairement : au bout de 5 ou 6 jours, et alors que tout a marché à souhait depuis l'opération, on défait le pansement, on constate une réunion par première intention, et on enlève les fils. Quelques jours après on voit que la ligne de suture a cédé en un point, le pansement est humide, un liquide clair s'écoule spontanément du point non réuni, en somme une sécrétion plus ou moins abondante de liquide céphalo-rachidien s'est établie et a fait céder la cicatrice. Ou bien encore la réunion ne se fait pas du tout, malgré la non-infection de la plaie, l'absence de toute suppuration, et quand on enlève les points de suture, les deux lèvres de la plaie s'écartent spontanément sur une étendue plus ou moins considérable. Ce sont là des faits bien connus de tous ceux qui ont opéré des spina-bifida, et c'est bien à l'écoulement, à la filtration du liquide céphalo-rachidien à travers la fissure vertébrale, pendant les premiers temps qui suivent l'opération et avant que cette fissure soit oblitérée, qu'il faut attribuer en grande partie cette absence habituelle de réunion complète de la plaie à la suite de l'excision des spina-bifida. On a cependant cherché d'autres causes à ce défaut de réunion.

Les uns, envisageant les modifications trophiques de la peau qui recouvre les poches de ces hydrorachis, mettent le retard de cicatrisation sur le compte de la faible vitalité des téguments. Les autres, considérant que parfois le tissu cutané est transformé au niveau du sac en un tissu à larges mailles lymphatiques, prétendent que la plaie a été faite dans un véritable lymphangiome kystique et que le liquide qui s'écoule alors longtemps après l'opération est une véritable lymphorrhagie. C'est l'opinion de Jalaguier, qui a opéré un spina-bifida dont les couches enveloppantes se rapprochaient tout particulièrement de la structure du lymphangiome (petites cavités kystiques, anfractueuses, à nombreux diverticules, à parois tapissées par un revêtement endothélial). Les dilatations lymphatiques sont peut-être fréquentes dans les enveloppes du spina bifida (et de fait les téguments sont souvent comme épaissis et infiltrés), et quand elles se prolongent dans le tissu sous-dermique et le derme, elles sont probablement la cause de ce défaut de réunion après la suture.

Cette explication peut convenir à certains cas particuliers sans doute, mais il n'en reste pas moins établi : 1° Que le liquide qui s'écoule est du liquide absolument semblable au liquide encéphalo-rachidien; et de soigneuses analyses chimiques l'ont démontré; 2° Que c'est l'issue de ce liquide venu de la fente vertébrale non oblitérée pendant les premiers jours, et filtrant sans cesse à travers la plaie qui en empêche la réunion et la fistulise. Tant que les fils sont en place, il ne peut pas filtrer en dehors; quand ils sont enlevés, la ligne de suture, trop récente encore et peu solide, cède en un ou plusieurs points.

Cet écoulement de liquide est presque toujours considérable. Notre petite malade en est un exemple; non seulement son pansement abondamment garni de coton, mais son matelas même étaient journellement transpercés. Et c'est précisément dans *cette déperdition quotidienne et abondante que réside un des grands dangers de l'opération*. Nombre d'observations consignent les mêmes résultats : écoulement considérable et incessant de liquide, épuisement progressif, mort au bout d'un temps plus ou moins long. Et de fait nous étions, à un moment donné, très inquiet de notre opérée, dont, comme on l'a vu plus haut, l'affaiblissement, la torpeur, la somnolence allaient croissant. La boîte crânienne, si elle est hydrocéphalique, peut même subir parfois de curieuses modifications par suite de l'expression de son contenu liquide ; et Terrier (1) cite un cas de ce genre, qui se termina par la mort du reste, dans lequel toutes les saillies de l'hydrocéphalie crânienne furent au bout de quelques jours remplacées par des dépressions ; les différentes pièces de la boîte crânienne vidées de leur contenu liquide étaient devenues trop grandes et chevauchaient les unes sur les autres.

Il est évident d'ailleurs que si cet écoulement, de séreux et limpide qu'il était, devient, à un moment donné, louche et opalin, il faut avoir les craintes les plus sérieuses, et faire les plus sages réserves, car la plaie s'est infectée et la méningite est menaçante. Si, au contraire, la

(1) *Soc. Chir.*, 16 mai 1892.

plaie a toujours été et est toujours restée aseptique, et si le malade a pu supporter cette déperdition de liquide, tout s'arrête à un moment donné, car les cicatrisations profondes se sont faites, et, dans le cas particulier qui nous occupe des spina-bifida largement communiquants et traités par l'ostéoplastie, la fissure vertébrale a fini par se combler avec les masses ostéo-fibreuses rapportées entre ses bords.

III. — Il resterait à parler de *certains accidents cérébraux observés plus ou moins longtemps après la disparition spontanée ou provoquée du spina-bifida, et sous la dépendance directe de cette disparition même.* Je veux faire allusion surtout à ces cas d'hydrocéphalie crânienne, apparus à la suite de la guérison d'un spina-bifida; bon nombre de cas sont réunis déjà où, quelque temps après la cure spontanée ou chirurgicale de ce vice de conformation, les diamètres du crâne se mettent à grandir, des bosses pariétales et frontales se forment, avec phénomènes nerveux concomitants, où apparaissent en un mot tous les signes de l'hydrocéphalie aiguë ou chronique; notre ami, M. le docteur Ch. Audry (de Toulouse), en publiait récemment encore un exemple(1).

Nous n'avons rien observé jusqu'à présent de semblable chez notre malade : il est vrai qu'il n'y a encore que trois mois d'écoulés depuis l'intervention ; mais rien dans l'état du système nerveux de notre opéré ne fait craindre cet accident; d'ailleurs son âge la met déjà un peu à l'abri, et ses sutures crâniennes sont assez avancées en ossification. Du reste, la production de l'hydrocéphalie après la cure du spina-bifida, quoique assez souvent signalée, n'est pas un accident de règle pour ainsi dire, et qui puisse contre indiquer l'intervention. Probablement aussi l'apparition de ces accidents secondaires est favorisée par une prédisposition spéciale du sujet; ils sont peut-être déjà latents ou masqués quand on intervient, et la disparition du spina bifida ne fait que mieux les mettre en relief ou hâter leur évolution. Méfions-nous des cas où la compression sur la tumeur fait naître des phénomènes nerveux graves, où l'hydrorachis s'accompagne de mouvements convulsifs, d'accès comateux ; ce sont là de mauvaises conditions pour la cure radicale, et si des complications graves du côté du système encéphalo-médullaire éclatent après l'opération, elles existaient déjà en puissance avant elle. Enfin, quand les sutures crâniennes de l'enfant sont déjà avancées en ossification, on a bien des chances d'éviter l'hydrocéphalie ; d'où encore par conséquent l'importance qu'il y a à renvoyer les opérations du spina-bifida le plus tard possible, quand on n'a pas la main forcée par les circonstances.

(1) *Progrès Médical*, fév. 1892.

B. — Indications opératoires du spina bifida.

On peut dès à présent, quoique de nouvelles observations soient encore nécessaires pour mieux apprécier les résultats définitifs et préciser les indications de l'intervention, poser certaines règles de traitement du spina-bifida, et rejeter délibérément toute une série de mauvais moyens encombrant la thérapeutique et déroutant le praticien qui ne sait plus lequel choisir parmi eux.

I. — Pour les spina-bifida étroitement pédiculés, on peut, si l'on veut, se servir de moyens simples. Parmi ceux-ci, la *ligature élastique du pédicule* nous paraît encore préférable à la *ponction suivie d'injection iodo-glycérinée.* Cette dernière méthode a donné de très bons résultats, a été fortement conseillée par la Commission anglaise de 1882; mais il nous paraît que la ligature supprime encore plus rapidement la tumeur et met mieux à l'abri des récidives. Il faut bien s'entendre d'ailleurs. Les moyens précédents, même dans les conditions spéciales de pédicules étroits, cèdent encore le pas à la véritable méthode, à l'excision ; ce qu'on peut dire, c'est qu'ils peuvent à la rigueur s'employer, comme si, par exemple, le milieu où on se trouve ne permet pas d'assurer l'antisepsie. En d'autres termes ces moyens sont des moyens *de nécessité* et non *de choix.*

II. — Quand le spina-bifida n'est pas supporté par un étroit pédicule, et, pour fixer les esprits, quand ce pédicule arrive seulement à dépasser la grosseur d'un porte-plume, il ne faut plus intervenir par les méthodes précédentes, car, avec elles, la cure radicale a peu de chances d'être obtenue ; la largeur de l'orifice de communication permettra plus tard à la hernie de se reproduire. Il faut intervenir plus sérieusement, et c'est à l'*incision suivie de la dissection méthodique du sac et terminée par l'excision de celui-ci* qu'il faut avoir recours.

Pendant cette opération on s'attachera :

1° *A respecter autant que possible les éléments nerveux qu'on trouvera à la face interne du sac,* surtout ceux qui sont d'un certain volume ; si on en trouve, on tâchera de les isoler et de les refouler dans le canal médullaire avant de pratiquer l'excision du sac. Mais il faudra bien se rappeler, comme nous le disions plus haut, que, *dans la majorité des cas,* ces éléments n'ont de véritables nerfs que l'aspect, et surtout n'ont pas de signification physiologique ; leur section a été déjà plusieurs fois reconnue innocente, et on se consolera de leur sacrifice si l'impossibilité de les disséquer et de les isoler du sac était reconnue au cours de l'opération.

2° *A obturer la fissure vertébrale après l'excision.* C'est à cette indication que correspondent toute une série de procédés opératoires, et chacun d'eux a ses succès. Ces procédés peuvent se diviser en 2 grandes classes :

α) En procédés d'occlusion *sans* ostéoplastie ;

β) En procédés d'occlusion *avec* ostéoplastie.

Aux premiers appartiennent toute une série de sutures de la peau et des plans profonds, plus ou moins compliquées, et destinées par leurs diverses combinaisons, par leur défaut de parallélisme voulu, à mieux assurer les réunions solides dans la profondeur.

Mais si ces procédés sans ostéoplastie sont applicables aux fissures vertébrales peu larges et bien circonscrites, il est douteux qu'ils puissent être bien efficaces dans les conditions opposées. Et c'est alors que seules, les méthodes ostéoplastiques peuvent donner la cure radicale. Avec ces méthodes s'est ouverte une voie nouvelle ; les observations sont encore en nombre limité, mais on peut prévoir que bientôt et en les perfectionnant encore on pourra oblitérer les spina-bifida ouverts sur une large surface.

Que peut-on objecter du reste à l'emploi systématique de ces méthodes dans les cas où on trouvera une communication avec le canal vertébral trop large pour qu'on puisse supposer la réussite des sutures simples des méninges et des parties molles ? Si on se sert de la greffe osseuse qu'a employée M. Berger (et nous ne parlons pas des greffes périostiques à la manière d'Hayes et de Mayo-Robson, car elles n'ont pas donné jusqu'à présent, que nous sachions, de bien brillants résultats), on ne complique évidemment en aucune façon l'opération, puisqu'on n'emprunte rien au sujet lui-même : c'est un peu plus long que la simple excision, voilà tout. Si on se sert, comme nous l'avons fait avec plein succès, de lambeaux ostéo-fibreux, pris sur la colonne de l'opéré, suivant l'exemple de Dollinger-Senenko, l'intervention est évidemment plus laborieuse et plus longue qu'une simple excision ; mais il ne faut rien exagérer, et le reproche qu'on lui a fait de ne pas être applicable sans danger chez un jeune enfant, en prolongeant trop la durée de l'opération, n'est pas justifié. Peut-être est-elle grave chez de très jeunes sujets, ou sur des enfants très épuisés, cachectiques. Mais l'excision seule est grave aussi en pareil cas, surtout si le sac est volumineux, si la dissection en a été laborieuse, et il n'est pas démontré que l'ostéoplastie augmente beaucoup, dans ces conditions, la gravité de l'excision. D'ailleurs, si on intervient avec ces mauvaises données d'âge et d'état général, c'est qu'on a la main forcée par des accidents pressants (gros volume de la tumeur, ulcérations des téguments faisant craindre la rupture prochaine, phénomènes graves de compression nerveuse, etc.), et alors on se trouve, avec n'importe quelle opération, et même sans opération, dans des conditions particulières de gravité. Toutes les fois qu'on le peut, ici comme pour d'autres vices de conformation, le bec-de-lièvre compliqué par exemple, il faut savoir attendre, et, quand le sujet est plus âgé, plus vigoureux, on se trouve dans de bien meilleures conditions opératoires.

Enfin, et c'est un point sur lequel il convient tout spécialement d'insister, il ne faut pas croire que l'opération de Dollinger soit si pénible, si laborieuse qu'elle peut le paraître à priori. On opère sur une colonne vertébrale jeune, mi-partie cartilagineuse encore ; les arcs dont il s'agit de se servir pour l'affrontement osseux sont peu résistants et se laissent facilement entamer par un détache-tendon un peu fort et bien affilé ; les sutures d'affrontement se posent aisément ; aussi c'est peut-être en somme, pour un opérateur un peu habitué à manier la rugine et le tissu osseux, une prolongation de 10 à 15 minutes au maximum sur la durée de l'excision seule, qui est, avec la dissection du sac et de ses élements, la partie vraiment longue de l'opération.

C. — *Manuel opératoire.*

Voici, du reste, comment nous avons procédé, en détails. Après l'excision du sac à sa base, et, ayant sous les yeux la fissure vertébrale représentée par un ovale très allongé, nous avons compté les différents temps suivants :

1° En dehors et de chaque côté de la perte de substance creusée en pente douce sur le reliquat de la face interne du sac, et au fond de laquelle on voyait le canal médullaire à travers une fente dirigée verticalement et d'une hauteur de 1 cent. et demi environ, nous avons écarté les muscles vertébraux en les détachant de la partie restante des arcs et en les faisant tenir par des écarteurs, de façon à avoir ces arcs bien sous les yeux.

2° Alors, avec une forte rugine, nous avons fracturé ces arcs à un centim. environ en dehors de leur extrémité libre, c'est-à-dire de la perte de substance et de chaque côté de cette dernière. La perte de substance intéressant 2 vertèbres, nous avions ainsi 4 fragments osseux, 2 de chaque côté de l'ouverture vertébrale.

3° Nous avons ensuite cherché à mobiliser à droite et à gauche de la fissure, et de façon à les amener au contact sur la ligne médiane, ces fragments ostéo-fibreux formés par les débris des arcs limitant la perte de substance, séparés par leur extrémité externe du reste de la colonne, mais toujours reliés entre eux et aux autres arcs des vertèbres intactes par des liens fibreux et tendineux, et constituant en somme une bande verticale continue sur les parties latérales de l'hiatus.

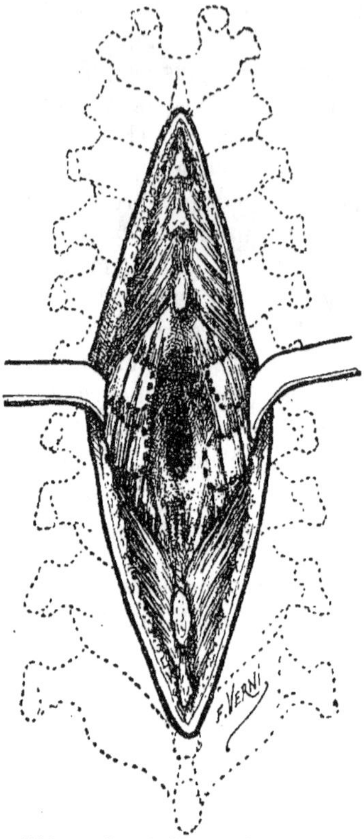

Fig. 1. — Fissure du spina bifida. — On voit l'extrémité des écarteurs qui refoulaient en dehors les muscles vertébraux. Les arcs vertébraux sont représentés en pointillés.

4° Ces 2 bandes ostéo-fibreuses une fois bien mobilisées latéralement, de façon à pouvoir être amenées au contact, je les affrontai non par leur bord interne mais par leur face profonde, pour produire un véritable adossement en crête ; le tout fut maintenu en place par des fils perdus.

5° Les muscles de chaque côté étant débarrassés des écarteurs et revenus à leur position normale, je plaçai des sutures profondes rapprochant leurs bords internes, et un troisième plan de sutures superficielles pour mieux réunir les bords mêmes de l'incision cutanée.

Le Mans. — Typographie Edmond Monnoyer. — Janvier 1893.

123

www.ingramcontent.com/pod-product-compliance
Lightning Source LLC
LaVergne TN
LVHW021532140926
848035LV00047B/1313
* 9 7 8 2 0 1 4 1 0 7 4 1 8 *